TRAVAUX

du Bureau d'Hygiène et de Statistique

DE LA VILLE DE REIMS

RECENSEMENT

du 6 Mars 1921

REIMS

Agence Générale de Publicité et d'Édition

21, Rue de Chativesle, 21

—

1922

VILLE DE REIMS

DENOMBREMENT 1921

Répartition de la Population de fait, par Sexe, Age, Etat-Civil

	MASCULINS					FÉMININS					TOTAL GÉNÉRAL
	CÉLIBAT.	MARIÉS	VEUFS	DIVORCÉS	TOTAL	CÉLIBAT.	MARIÉES	VEUVES	DIVORCÉES	TOTAL	
De 0 à 1 an	872				872	826				826	1.698
1 an	538				538	472				472	1.010
2 ans	433				433	430				430	863
3 ans	389				389	424				424	813
4 ans	387				387	356				356	743
	2.619				2 619	2.508				2.508	5.127
5 ans	386				386	378				378	764
6 ans	586				586	626				626	1.212
7 ans	684				684	642				642	1.326
8 ans	603				603	646				646	1 249
9 ans	620				620	612				612	1.232
	2.879				2.879	2 904				2 904	5 783
10 ans	645				645	640				640	1 285
11 ans	635				635	620				620	1 255
12 ans	677				677	639				639	1 316
13 ans	627				627	670				670	1.297
14 ans	689				689	559				559	1 248
	3.333				3 333	3 158				3 158	6 491
15 ans	608				608	728				728	1 336
16 ans	704				704	616	8			624	1.328
17 ans	677	4			681	604	46	1		651	1.332
18 ans	738	7			745	523	79			602	1.347
19 ans	684	21	1		706	412	123			535	1 241
	3.411	32	1		3 444	2 883	256	1		3 140	6 584
20 ans	567	45	1		613	434	230	3		667	1 280
21 ans	454	48			502	358	272	2	1	633	1.135
22 ans	486	159	3	1	649	300	286	5		591	1 240
23 ans	489	221	4	3	717	247	352	6	1	596	1 313
24 ans	564	377	4		946	251	432	13	3	699	1.645
	2.560	850	12	4	3 427	1 590	1 562	29	5	3.186	6 613
25 à 29 ans	1 458	1.891	27	20	3.406	715	2 357	177	29	3 278	6.684
30 à 34 ans	936	2 571	5	31	3 589	435	2.173	250	55	3 223	6.812
35 à 39 ans	507	2.647	169	52	3 315	292	2 540	286	50	3.068	6 383
40 à 44 ans	333	2 586	131	52	3. 102	262	2 044	264	56	2 646	5 718
45 à 49 ans	238	2,151	135	46	2 570	247	1 717	276	36	2.276	4 846
50 à 54 ans	165	1 589	144	49	1 947	182	1 385	363	38	1 968	3 915
55 à 59 ans	132	1 212	154	25	1 523	175	951	545	27	1.698	3 191
60 à 64 ans	92	957	205	8	1 272	147	770	613	33	1.575	2 847
65 à 69 ans	64	656	213	14	947	102	501	708	16	1.227	2 174
70 à 74 ans	30	330	203	10	573	89	220	515	9	833	1 406
75 à 79 ans	23	147	181	3	354	60	35	400	2	557	911
80 à 84 ans	8	38	61	1	108	23	24	212	3	262	370
85 à 89 ans	1	8	18		27	11	11	41	1	64	91
90 à 94 ans	5	5	3		13	1	11	5		17	30
95 à 99 ans			1		1						1
100 ans											
Ages inconnus	32	28	7	1	68	16	16	7		39	107
	4.034	16,816	1 643	322	22.815	2 787	14 915	4 611	335	22 661	45 476
	18,847	17 698	1.656	326	38 527	15 830	16 733	4 644	350	37 557	76 084

	CÉLIBAT.	MARIÉS	VEUFS	DIVORCÉS	TOTAL
Sexe Masculin	18 847	17.698	1 656	326	38 527
Sexe Féminin	15 830	16 733	4.644	350	37 557
	34 677	34.431	6.300	676	76.084

TRAVAUX DU BUREAU D'HYGIÈNE ET DE STATISTIQUE

DE LA VILLE DE REIMS

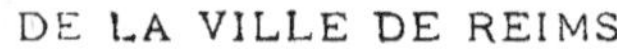

RECENSEMENT

DU 6 MARS 1921

Population de droit : 76.645

Population de fait : 76.084

MONSIEUR LE MAIRE,

Nous sommes en mesure de vous exposer sommairement les résultats que nous a donné le recensement du 6 mars 1921.

Comme il était certain, la population rémoise, à la suite du bouleversement de la plus grande partie des immeubles, n'a pu revenir que partiellement : la population actuelle n'est que de *76.645* âmes, au lieu de *115.178* en 1911. Cependant, on pouvait s'attendre à un effondrement plus considérable encore. Dans les circonstances actuelles, ce chiffre de *76.645* est relativement satisfaisant. Dans cette population, il y a certainement beaucoup plus d'étrangers qu'en temps normal, mais nous pouvons affirmer que beaucoup de nos concitoyens d'avant-guerre, avec une témérité remarquable, sont rentrés ou rentreront bientôt, et nous estimons à *45.000 au moins le nombre des Rémois d'avant-guerre* revenus actuellement dans la Cité, ce qui nous représente *près de deux tiers de la population totale.*

Le recensement nous montre aussi que notre population actuelle est composée *d'éléments analogues et sensiblement semblables à ceux de la population d'il y a dix ans* ; nous pouvions nous attendre à trouver un nombre d'hommes dépassant considérablement celui des femmes, il n'en est rien, les deux sexes s'équilibrent à peu près. De même, la proportion des célibataires, des veufs, des veuves et des divorcés rappelle celle de 1911.

Enfin, comme l'indique le *graphique 2*, le groupement des âges par sexes (en tenant compte, naturellement, de la diminution de la population) accuse la même figure pour l'année 1921 que pour l'année 1911 : seule, la saillie considérable que faisait encore il y a dix ans la population mâle de 20 à 24 ans, a disparu ; cela tient à ce que l'élément militaire a été considérablement réduit.

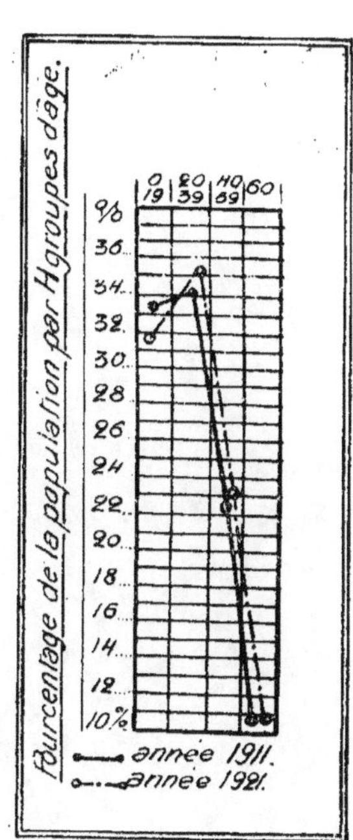

Enfin, le recensement nous montre qu'en mars 1921, le nombre de non français, quoique élevé, était de beaucoup moins grand qu'on aurait pu le penser.

Notre population a donc, par suite de la guerre, *diminué de 38.533 habitants : notre chiffre actuel est celui de notre population de 1874* Mais il est certain que, depuis le 6 mars, un grand nombre de nos concitoyens sont revenus, et il est fort probable que, désormais, l'augmentation sera rapide et qu'il ne nous faudra pas 50 ans pour retrouver les chiffres de 1911.

Rappelons les diverses étapes de l'augmentation de la population rémoise depuis le début du XIXe siècle (*voir graphique 1*).

En 1801 .	20.295	habitants	En 1861 .	55.808	habitants
1811 .	31.149	»	1872 .	69.737	»
1821 .	31.080	»	1881 .	93.823	»
1831 .	35.271	»	1891 .	105.408	»
1841 .	40.171	»	1901 .	108.385	»
1851 .	45.754	»	1911 .	115.178	»

1921. . . . . 76.645

VILLE DE REIMS

DÉNOMBREMENT 1911

Répartition de la Population de droit, par sexe, âge et état-civil

AGES	SEXE MASCULIN					SEXE FÉMININ					TOTAL GÉNÉRAL
	CÉLIBAT.	MARIÉS	VEUFS	DIVORCÉS	TOTAL	CÉLIBAT.	MARIÉES	VEUVES	DIVORCÉES	TOTAL	
De 0 à 4 ans	2.648				2.648	2.539				2.539	5.187
5 à 9 »	2.932				2.932	2.955				2.955	5.887
10 à 14 »	3.385				3.385	3.222				3.222	6.607
15 à 19 »	3.365	32	1	0	3.398	2.958	256	1	0	3.215	6.613
	12.330	32	1	0	12.363	11.674	256	1	0	11.931	24.294
De 20 à 24 ans	2.573	829	11	4	3.417	1.663	1.571	29	8	3.271	6.688
25 à 29 »	1.458	1.886	39	20	3.403	749	2.337	150	39	3.284	6.687
30 à 34 »	917	2.559	55	36	3.567	524	2.471	202	33	3.230	6.797
35 à 39 »	562	2.654	113	48	3.377	258	2.440	288	50	3.036	6.383
	5.510	7.928	218	108	13.764	3.149	8.837	709	130	12.833	26.597
De 40 à 44 ans	329	2.574	133	51	3.087	273	2.043	264	56	2.628	5.715
45 à 49 »	254	2.144	143	50	2.591	260	1.714	277	35	2.286	4.877
50 à 54 »	174	1.580	154	47	1.955	193	1.391	364	38	1.986	3.941
55 à 59 »	156	1.209	150	22	1.537	186	956	510	27	1.679	3.216
	913	7.507	580	170	9.170	912	6.104	1.415	156	8.579	17.749
De 60 à 64 ans	102	959	208	20	1.289	159	772	613	33	1.577	2.866
65 à 69 »	75	659	233	12	979	111	407	693	16	1.227	2.206
70 à 74 »	39	334	204	10	587	96	222	549	7	874	1.461
75 à 79 »	27	148	134	2	311	60	98	401	3	562	873
	243	2.100	779	44	3.166	426	1.499	2.256	59	4.240	7.406
De 80 à 99 ans	14	51	83	1	149	35	56	248	4	343	492
Age inconnu	32	28	7	1	68	16	16	7	0	39	107
	46	79	90	2	217	51	72	255	4	382	599
TOTAL GÉNÉRAL	19.042	17.646	1.668	324	38.680	16.212	16.768	4.636	349	37.965	76.645

	CÉLIBAT.	MARIÉS	VEUFS	DIVORCÉS	TOTAL
Sexe Masculin	19.042	17.646	1.668	324	38.680
Sexe Féminin	16.212	16.768	4.636	349	37.965
	35.254	34.414	6.304	673	76.645

La population de *fait* comprend :

1° Résidents présents le jour du recensement .. 75.330

2° Les passagers 754

La population de *droit* comprend :

1° Résidents présents le jour du recensement .. 75.330

2° Résidents absents le jour du recensement 1.315

C'est cette population de droit dont nous devons analyser les différents éléments en comparant les années 1911 et 1921. (1)

Notre *population de droit, ou résidente*, se compose de :

1° *La population Municipale : 74.763* individus (au lieu de *108.873 en 1911*).

C'est sur cette catégorie de personnes que pèsent les charges du budget.

Elle comprend *37.494* hommes et *37.269* femmes.

2° *La population comptée à part : 1882* individus (au lieu de *6.305 en 1.119*).

Elle comprend *1.186* hommes, *696* femmes, et se décompose ainsi :

		1921		1911
1. —	Militaires	335	au lieu de	3.883
2 —	Séminaires	112	»	38
	Communautés religieuses	60	»	77
3. —	Lycées	99	»	159
	Écoles spéciales	240	»	361
	Pensionnats	86	»	191
4. —	Orphelinats	67	»	273
5. —	Hospices	734	»	1 228
6. —	Maison d'arrêt	129	»	95
		1.882	au lieu de	6.305

Etudions notre *population de droit* :

1° Par lieux de naissance.

2° Par sexes.

3° Par groupes d'âge.

4° Par état-civil.

5° Par cantons.

6° Par familles et nombre d'enfants vivants.

7° Par maisons et logements.

8° Par ménages.

9° Par professions.

---

(1) Nous rappellerons avec d'autant plus d'insistance les chiffres d'il y a 10 ans, que, par suite de l'incendie de l'Hôtel-de-Ville, beaucoup de documents ont été détruits et qu'il nous a fallu un long travail pour reconstituer la démographie rémoise d'avant guerre.

1° Population par lieux de naissance :

	1911	1921	Différence de 1921 sur 1911 — Chiffres absolus
A/ Français ou Naturalisés	107.926	68 980	— 38.946
(a) Nés à Reims	49.930	28.168	— 21.762
(b) Nés dans une autre commune de la Marne	16.296	10 244	— 6 052
(c) Nés dans un autre département.	41.576	30 186	— 11.390
(d) Nés dans les colonies. . . .	124	382	— 258
B/ Alsaciens Lorrains (1).	3.162	0	— 3.162
C/ Etrangers.	4 090	7.665	— 3 575
Total de la Population	115 178	76.645	— 38.533

Le recensement de Mars 1921 nous a donné :

68.980 Français et 7.665 Etrangers.

1° Les *68.980 Français* comprennent :

(a) 28.168 *nés à Reims.* }
38.412 Marnais.
(b) 10.244 *nés dans la Marne.* }

(c) 30.186 *nés dans un autre département*, et parmi eux *4.944* nés dans les Ardennes, *4.262* dans l'Aisne, *3.055* dans la Seine, *1.601* dans le Nord, *1.302* dans la Meuse, *1.009* dans la Meurthe et Moselle, *1.032* en Alsace, etc., etc...

Nous *avons donc perdu*, par rapport à 1911 : *21.700* individus nés à Reims, *6.000* nés dans le département, *11.400* dans les autres départements.

En revanche, nous avons gagné *3.600 étrangers.*

Si nous recherchons dans la population actuelle le nombre des gens nés à Reims ou autre part, *mais habitant Reims avant la guerre*, nous pouvons considérer comme *anciens rémois, en dehors des 28.200 habitants nés à Reims*, la plupart des Marnais et des individus nés dans les départements voisins, Aisne et Ar-

(1) De 1871 à 1914 les Alsaciens-Lorrains faisaient partie d'une catégorie spéciale qui est disparue aujourd'hui par le fait du retour à la France de l'Alsace et de la Lorraine.

dennes, ainsi que les gens de l'Alsace et la Lorraine, — ce qui nous donne un ensemble de *45 à 50.000 habitants* établis à Reims avant la guerre — et nous devons admettre que le nombre *des vieux Rémois* forme près des *deux tiers* de la population actuelle.

2° Des *7.665 étrangers*, *5.817* seulement nous ont fait connaître leur nationalité, *les Belges* viennent en tête avec *2.233* individus, puis les *Italiens* avec *1.289*, les *Espagnols* avec *647*, les *Luxembourgeois* avec *451*, les *Portugais* avec *418*, les *Suisses* avec *272*, les autres nationalités ne sont représentées que par un petit nombre d'individus.

Cette population étrangère comprend :

4.460 sexe masculin, *3.205* sexe féminin.

On remarquera combien le *nombre de femmes* est élevé, ce qui indique que la plupart des ouvriers étrangers sont venus avec leur famille dans l'intention, pour beaucoup, de se fixer ici.

Sur 1.000 individus, de 1911 à 1921 :

La proportion des nés à Reims.	*est tombée*	de	***433***	à	***368***
» » dans le département	»	de	***142***	à	***134***
» » dans un autre départ[t]	*est montée*	de	***361***	à	***393***
» » dans les colonies . .	»	de	***1***	à	***5***
» des étrangers	»	de	***36***	à	***100***

	1911	1921	Diminution
	—	—	—
Sexe masculin . . .	55.534	38.680	16.854
Sexe féminin . . .	59.564	37.965	21.679

Jusque il y a 10 ans la population féminine l'emportait toujours de plusieurs milliers d'âmes sur la population masculine. Il n'en est plus de même aujourd'hui où il y a égalité presque complète des 2 sexes. La légère prédominance masculine est due, à ce que dans la population comptée à part, et dans la population étrangère, les hommes sont en majorité. Au contraire, dans la population municipale proprement dite, les 2 sexes se balancent.

De 0 à 55 ans les hommes sont plus nombreux, il y a un *excédent masculin de 2.316*, mais à partir de *55 ans* les *femmes l'emportent* et il y a un *excédent féminin de 1.346*.

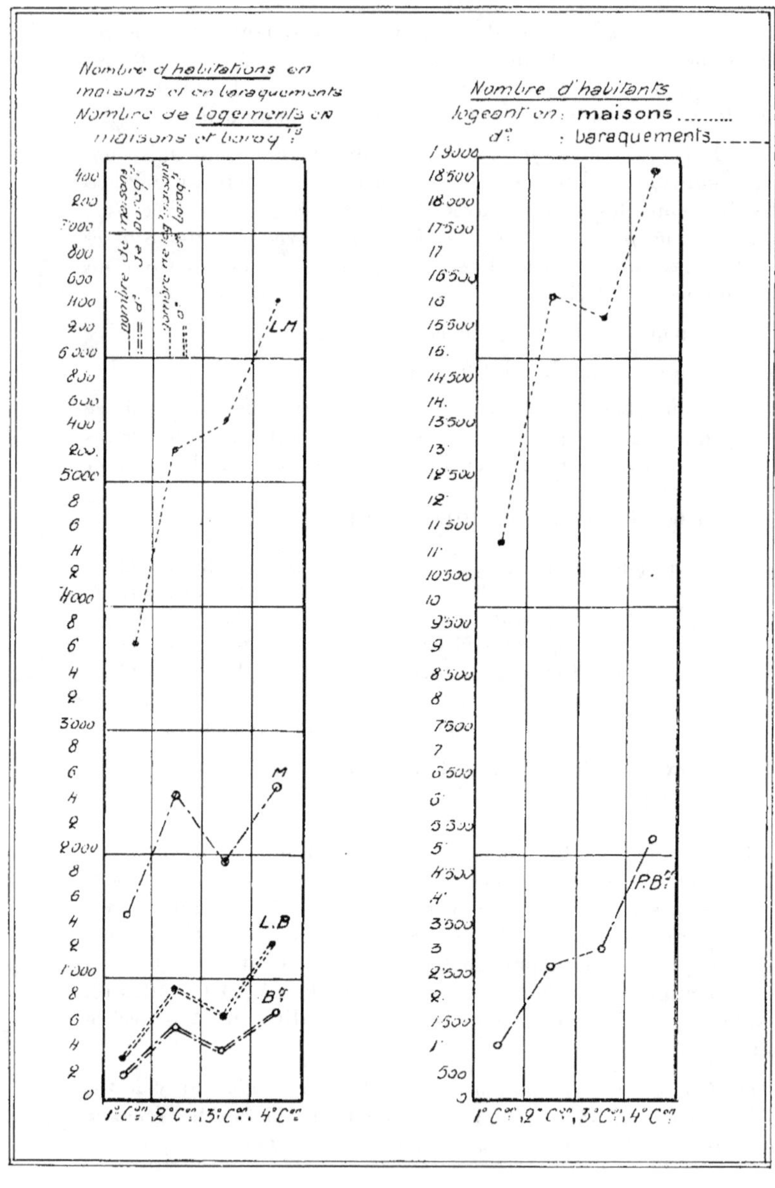

Nombre d'habitations en maisons et en baraquements
Nombre de Logements en maisons et baraq.ts
Nombre d'habitants logeant en: maisons
d° : baraquements
L.M
M
L.B
B.ts
P.B.ts
1° C.on 2° C.on 3° C.on 4° C.on

Population de droit par groupe d'Ages

Comparaison entre les Recensements de 1911 et de 1921

AGE		1911			1921			DIMINUTION EN 1921
		MASCULIN	FÉMININ	TOTAL	MASCULIN	FÉMININ	TOTAL	
0 à 1 an		1.201	1.235	2.436	872	826	1.698	738
Groupe A	0 à 4 ans	4.847	4.904	9.751	2.648	2.539	5.187	4.564
	5 à 9 ans	4.555	4.611	9.166	2.932	2.955	5.887	3.278
	10 à 14 ans	4.617	4.664	9.281	3.385	3.222	6.607	2.674
	15 à 19 ans	4.716	5.295	10.011	3.498	3.215	6.713	3.298
	0 à 19 ans	18.734	19.474	38.208	12.463	11.931	24.394	13.814
Groupe B	20 à 24 ans	6.924	5.284	12.208	3.417	3.271	6.688	5.520
	25 à 29 ans	4.657	5.145	9.802	3.373	3.288	6.659	3.143
	30 à 34 ans	4.377	4.745	9.122	3.367	3.230	6.597	2.525
	35 à 39 ans	3.822	4.156	7.978	3.307	3.076	6.383	1.595
	20 à 39 ans	19.780	19.430	39.210	13.464	12.863	26.327	12.883
Groupe C	40 à 44 ans	3.419	3.875	7.294	3.087	2.628	5.715	1.579
	45 à 49 ans	3.099	3.582	6.681	2.591	2.286	4.877	1.804
	50 à 54 ans	2.896	3.356	6.252	1.955	1.986	3.941	2.311
	55 à 59 ans	2.552	2.852	5.404	1.537	1.679	3.216	2.188
	40 à 59 ans	11.966	13.655	25.621	9.170	8.579	17.749	7.872
Groupe D	60 à 64 ans	1.849	2.422	4.271	1.289	1.577	2.866	1.405
	65 à 69 ans	1.587	1.938	3.525	979	1.227	2.206	1.319
	70 à 74 ans	905	1.362	2.267	587	844	1.431	836
	75 à 79 ans	508	798	1.306	311	562	873	433
	60 à 79 ans	4.749	6.520	11.269	3.166	4.210	7.376	3.893
80 à 100 ans		303	563	866	149	343	492	374
Age inconnu		2	2	4	68	39	107	103
Totaux Généraux		55.534	59.644	115.178	38.680	37.965	76.645	38.533

3° Population par Groupes d'Age :

Nous la résumerons en 5 groupes de 20 ans :

	Hommes		Femmes		
Groupe A — 0 à 19 ans.	12.463	+	11.931	=	24.394
Groupe B — 20 à 39 ans.	13.664	+	12.865	=	26.527
Groupe C — 40 à 59 ans.	9.170	+	8.579	=	17.749
Groupe D — 60 à 79 ans.	3.166	+	4.210	=	7.376
Groupe E — 80 à 99 ans.	149	+	343	=	492
Ages inconnus	68	+	39	=	107
	38.680		37.965		76.645

Les deux premiers groupes sont de beaucoup les plus importants. *Le premier, inférieur* au *second* de près de *2.000* unités.

Le groupe B est le plus considérable, c'est celui qui représente la population essentiellement active, c'est l'élément par excellence de la population des Villes.

Le groupe C est déjà beaucoup moindre.

Quand aux groupes D et E, ceux des vieillards, ils n'ont pas *le tiers de la population adulte.*

Dans les trois premiers groupes, les hommes sont plus nombreux.

Dans les deux derniers, ce sont les femmes.

Etudions d'un peu plus près comment se répartit notre population jeune :

1° *De 0 à 6 ans* nous trouvons *1.698* enfants *de 0 à 1 an : 872 garçons, 826 filles.* Cela représente une diminution de près de *800* enfants sur 1911.

Dans les conditions précaires où se présentait il y a peu de mois encore la vie dans notre Ville, il est naturel que les enfants du premier âge soient moins nombreux. Mais ce chiffre de *1.698*, déjà faible, va par le fait de la mortalité enfantine décroître d'année en année. Le nombre des enfants de *1 à 2 ans* n'est plus que de *1.000*. Celui des enfants de *4 à 5 ans de 743*. Avec les enfants de *6 à 7 ans*, le chiffre *monte* brusquement à *1.200*, mais cette augmentation est due certainement à un apport étranger.

2) *De 6 à 24 ans.* Désormais, jusqu'à la période de *24 ans*, la population par chaque année d'âge reste sensiblement la même, ne variant que dans une faible mesure, *oscillant* entre *1.200* et *1.400*. Nous n'avons plus, comme avant la guerre, *ces*

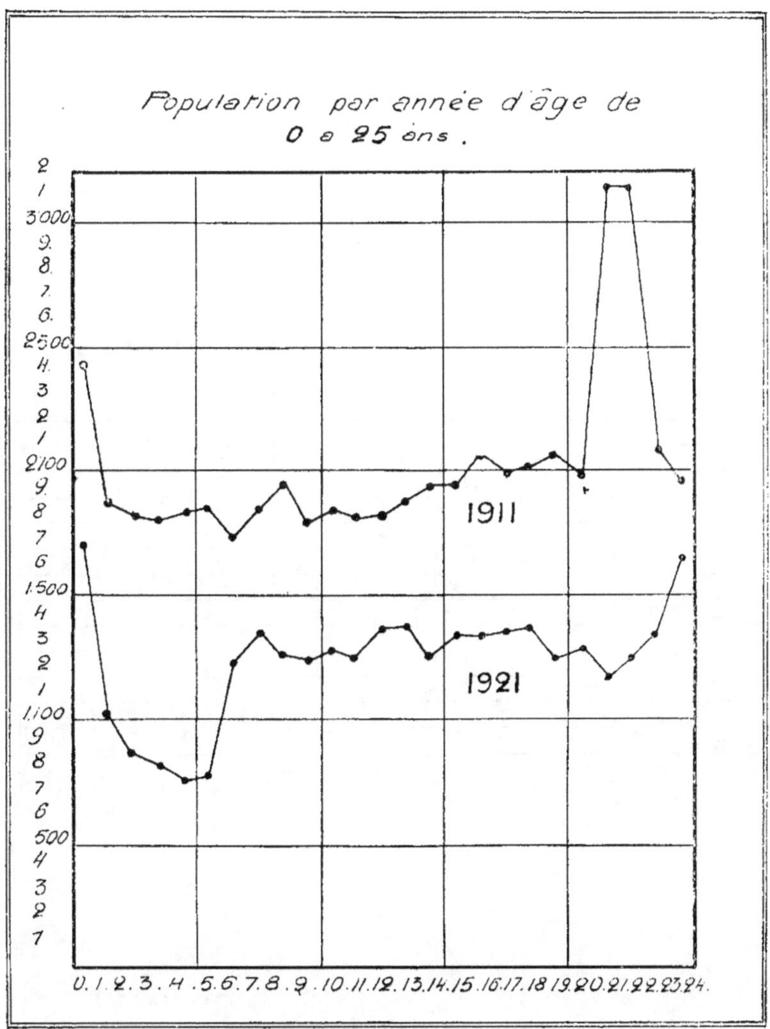

hauts sommets des groupes de 21 et 22 ans, sommets artificiels dus à l'émigration d'une forte garnison.

Le *graphique ci-contre* est très suggestif qui montre la courbe

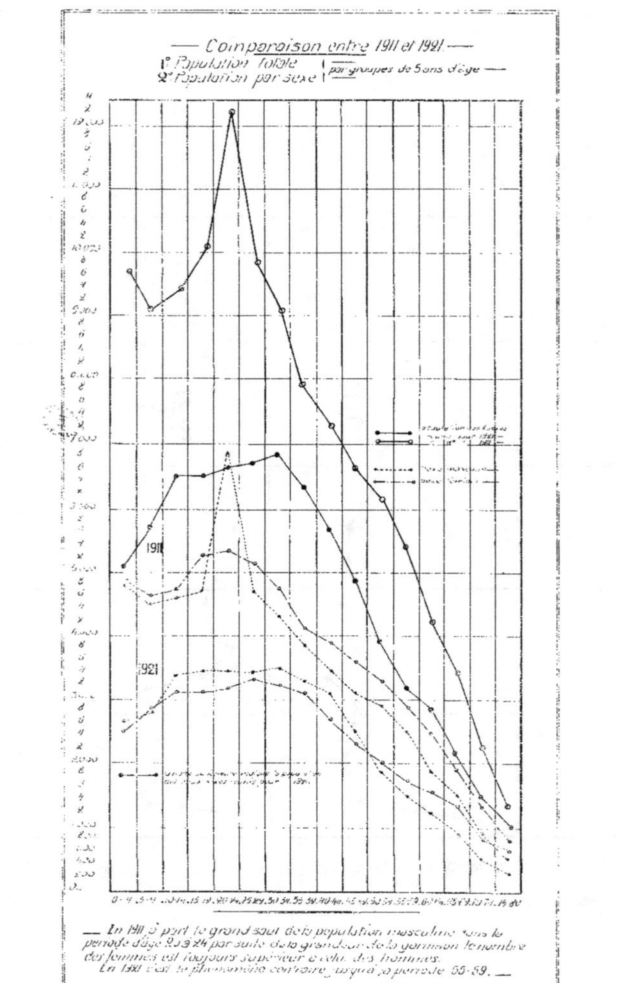
— Comparaison entre 1911 et 1921 —
1° Population totale
2° Population par sexe
par groupes de 5 ans d'âge —
1911
1921
— En 1911, à part le grand saut de la population masculine dans la période d'âge 20 à 24 par suite de la grandeur de la garnison le nombre des femmes est toujours supérieur à celui des hommes.
En 1921 c'est le phénomène contraire jusqu'à la période 55-59. —

VILLE DE REIMS

DÉNOMBREMENT 1921

Population par État-Civil. — Comparaison entre 1911 et 1921

		1911			1921				
		HOMMES	FEMMES	TOTAL	HOMMES	FEMMES	TOTAL		
CÉLIBATAIRES	De 0 à 19 ans	18.714	19.085	37.799	12.430	11.674	24.104	— 13.695	
	20 à 39 ans	8.426	5.899	14.325	5.420	3.149	8.569	— 5.756	
	40 à 59 ans	1.170	1.684	2.854	903	912	1.815	— 1.039	
	60 à 79 ans	420	800	1.220	243	426	669	551	
	80 à 100 ans et inconnus	31	53	84	46	51	97	13	9.709 Hommes.
	Total	28.761	27.521	56.282	19.052	16.212	35.254	— 21.028	11.309 Femmes.
MARIÉS	De 0 à 19 ans	17	387	404	32	256	288	— 116	
	20 à 39 ans	10.182	12.651	22.833	7.928	8.845	16.773	6.060	
	40 à 59 ans	9.743	8.888	18.631	7.507	6.106	13.613	— 5.018	
	60 à 79 ans	3.053	2.172	5.225	2.100	1.499	3.599	— 1.626	
	80 à 100 ans et inconnus	90	24	114	79	62	141	27	6.239 Hommes.
	Total	23.885	24.122	48.007	17.646	16.768	34.414	13.593	7.354 Femmes.
VEUFS	De 0 à 19 ans	3	0	3	1	1	2	1	
	20 à 39 ans	216	585	801	208	729	937	— 136	
	40 à 59 ans	817	2.792	3.609	390	1.615	2.005	— 1.604	
	60 à 79 ans	1.239	3.505	4.744	779	2.226	3.005	— 1.739	
	80 à 100 ans et inconnus	186	478	664	90	265	355	— 309	793 Hommes.
	Total	2.461	7.360	9.821	1.668	4.636	6.304	3.517	2.724 Femmes.
DIVORCÉS	De 0 à 19 ans		2	2				2	
	20 à 39 ans	156	305	461	108	140	248	213	
	40 à 59 ans	236	291	527	170	146	316	211	
	60 à 79 ans	35	43	78	44	59	103	25	
	80 à 100 ans et inconnus				2	4	6	— 6	103 Hommes.
	Total	427	641	1.068	324	349	673	395	292 Femmes.

différente entre la population normale de 1911 et la population actuelle.

3) *De 24 à 35 ans*. De *24 à 35 ans*, nous avons de nouveau un fort accroissement qui va durer pendant quelques années d'âges et dont la cause est l'afflux d'éléments étrangers à notre cité, ouvriers et leurs femmes.

4) Puis à partir de *35 ans*, la population va en décroissant par échelons assez rapides.

Nous trouvons moins de *600 personnes au-dessus de 80 ans* et pas *une centenaire*.

Le tableau 3 nous permet la comparaison, par *groupes d'âge de 5 années en 5 années*, entre 1911 et 1921 et nous démontre que:

GROUPE A. — La population de *0 à 19 ans est tombée de 38.208 à 24.394*, avec une *diminution de 13.814* enfants ou tout jeunes gens. C'est la partie de la population la plus atteinte.

GROUPE B. — La population de *20 à 39* ans est *passée de 39.210 à 26.527* avec une perte de *12.683* individus, perte presque aussi considérable que celle du groupe précédent.

GROUPE C. — Le groupe de *40 à 59 ans perd 7.872* personnes et les *groupes D. E.* — vieillards de *60 à 99 ans 4.271*.

La diminution	de 0 à 19 ans	représente	les 36 0/0	de la perte	totale
»	de 20 à 39 ans	»	les 33 0/0	»	»
»	de 40 à 59 ans	»	les 20 0/0	»	»
»	de 60 à 99 ans	»	les 11 0/0	»	»

Voici le pourcentage de chacun des 5 groupes en 1911 et 1921 :

	1911	1921
	—	—
Groupe A	33.47 0/0	31.83 0/0
Groupe B	34.04 0/0	34.70 0/0
Groupe C	22.24 0/0	23.17 0/0
Groupe D	9.78 0/0	9.63 0/0
Groupe E	0.75 0/0	0.65 0/0

En somme, sauf la part sensiblement plus faible du *Groupe A* des tout jeunes gens, nous ne trouvons pas de grande différence dans le pourcentage entre le recensement d'avant guerre et celui d'après guerre : preuve nouvelle que notre population actuelle est bien une population normalement constituée et non un simple envahissement d'éléments étrangers et passagers.

4° Population par État-Civil :
(Voir Tableau 1 et 2 et Graphique 4)

Le dénombrement de 1921 nous donne les chiffres suivants :

	Hommes	Femmes	2 Sexes
Célibataires	19.142	16.212	35.243
Mariés	17.646	19.768	34.414
Veufs	1.668	4.636	6.304
Divorcés	324	349	673
	38.680	37.965	76.645

CÉLIBATAIRES : Leur nombre *surpasse* toujours celui des *mariés* mais il y a lieu de bien distinguer entre les célibataires *enfants* et les *célibataires vrais* à partir de *20 ans*. Les *premiers* sont de beaucoup les plus *nombreux*, *24.104* (*12.430 garçons*, *11.674 filles*). Les *célibataires vrais* ne représentent pas la *moitié du chiffre des célibataires enfants* : *11.150* avec prédominance grande du sexe masculin : *6.612 contre 4.538 femmes*. Ces célibataires vrais appartiennent pour le plus grand nombre *au groupe B., 20 à 39 ans*.

MARIÉS : *Rare avant 20 ans*, *32 hommes et 256 femmes* : le nombre des mariés augmente rapidement et dépasse du double celui des célibataires dans la catégorie des *20 à 39 ans* ; il devient *8 fois* plus considérable dans la période de *40 à 59 ans* ; et reste encore *5 fois* plus fort dans la catégorie de *60 à 79 ans*. Il y a 10 ans, nous avions un peu plus de femmes mariées que d'hommes, cette année c'est l'inverse.

VEUFS : L'ensemble des veufs donne un total bien moins élevé que celui des célibataires et mariés. *6.304* seulement, mais leur nombre croît avec l'âge, et entre *60 et 79 ans*, ils sont presque aussi nombreux que les mariés.

Dans tous les groupes, le nombre des *veuves* est plus considérable que celui des *veufs*, si bien que si nous additionnons, par sexes, *mariés et veufs, nous trouvons :*

	Hommes	Femmes
20 à 39 ans . . .	8.136	9.574
40 à 59 ans . . .	8.097	7.521
60 à 78 ans . . .	2.879	3.725
80 et au-dessus . .	134	304
	19.246	21.124

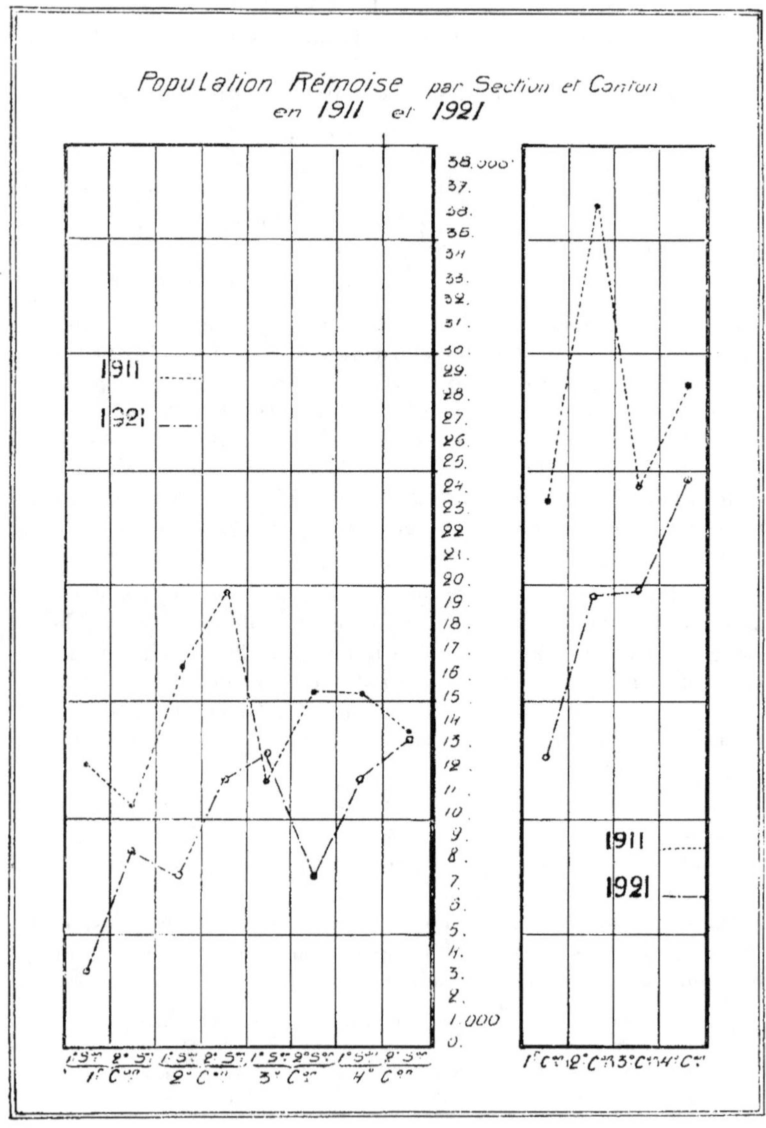
Population Rémoise par Section et Canton
en 1911 et 1921
1911
1921
38.000
37.
36.
35.
34.
33.
32.
31.
30.
29.
28.
27.
26.
25.
24.
23.
22
21.
20.
19.
18.
17.
16.
15.
14.
13.
12.
11.
10.
9.
8.
7.
6.
5.
4.
3.
2.
1.000
0.
1911
1921

Un plus grand nombre de femmes que d'hommes a donc passé par l'état de mariage.

DIVORCES : Le chiffre en est faible, 673 individus, à peu près le même nombre dans les 2 sexes. (voir tableau 5).

Comparés aux chiffres de 1911, ceux de 1921 ont naturellement baissé dans les 4 catégories d'état-civil, mais, tandis que la perte en *célibataires vrais* n'est que de *7.300* H., celles des *mariés* est presque du double *13.600* H.

Plus suggestifs que les chiffres bruts, les comparaisons entre les différentes classes d'état-civil, nous donnent les pourcentages suivants pour les 2 périodes :

		1911			1921		
		SEXE M.	SEXE F.	2 SEXES	SEXE M.	SEXE F.	2 SEXES
Célibataires	0 à 19 ans	16.45 %	16 6 %	32 8 %	16.2 %	15.3 %	31 5 %
	20 & au-dessus	8.75	7.3	16.	8.6	5.9	14.5
Total		24.90 %	23.9 %	48.8 %	24.8 %	21.1 %	46.0 %
Mariés		20.07	21	41.07	23.	21.9	44.9
Veufs		2.2	6 4	8.6	2 2	6.	8.2
Divorcés		0.35	0.55	0.9	0.4	0 45	0 85

En 1921 la proportion des *célibataires* s'est affaiblie, elle *est tombée de 41.7 à 44.9*, en revanche *celle des mariés a monté de 41.7 à 44.9*, ce qui nous permet d'espérer pour l'avenir une natalité plus forte qu'avant la guerre.

Le pourcentage *des veufs a très peu fléchi*.

Celui des divorcés est stationnaire.

5° Population par Cantons et Sections :

(Voir Tableau 3 et Graphique 5)

1er Canton : 12.655 hab., avec une perte de 11.012 par rapport à 1911
2e Canton : 19.512 » » de 16.564 » »
3e Canton : 19.682 » » de 6.594 » »
4e Canton : 24.796 » » de 4.463 » »

Le 1er canton est resté comme autrefois le moins peuplé, il a subi une diminution de *11.000 habitants*.

Actuellement *les 2e et 3e cantons* ont un chiffre d'habitants

VILLE DE REIMS

DÉNOMBREMENT

Population de Droit - Mars 1921 - par Cantons et Sections

		POPULATION MUNICIPALE			COMPTÉE A PART			POPULATION DE DROIT			DIFFÉRENCE AVEC 1911
		HOMMES	FEMMES	TOTAL	HOMMES	FEMMES	TOTAL	HOMMES	FEMMES	TOTAL	
1er Canton	1re Section	1.909	1.980	3.889		6	6	1.909	1.986	3.895	— 8.840
	2e Section	4.171	4.351	8.522	130	79	238	4.300	4.430	8.760	2.122
	Total	6.080	6.331	12.411	130	85	244	6.239	6.416	12.655	11.012
2e Canton	1re Section	3.845	3.854	7.699	135	84	219	3.980	3.938	7.888	— 8.836
	2e Section	5.894	5.631	11.525	44	55	99	5.938	5.686	11.624	— 7.728
	Total	9.709	9.485	19.194	179	139	318	9.888	9.624	19.512	16.564
3e Canton	1re Section	5.882	5.769	11.651	219	330	549	6.101	6.099	12.200	— 918
	2e Section	3.648	3.646	7.294	155	33	188	3.803	3.679	7.482	7.712
	Total	9.530	9.415	18.945	374	363	737	9.904	9.778	19.682	6.794
4e Canton	1re Section	5.440	5.488	10.928	474	76	550	5.914	5.564	11.478	3.539
	2e Section	6.735	6.550	13.285		33	33	6.735	6.583	13.318	— 624
	Total	12.175	12.038	24.213	474	109	583	12.649	12.147	24.796	4.163
Total général		37.494	37.269	74.763	1.186	696	1.882	38.680	37.965	76.645	38.333

sensiblement égal, mais le *2e canton*, autrefois le plus populeux, qui n'a plus que *19.512* au lieu de *36.076*, a perdu à lui seul plus de *16.000* habitants.

Le 3e canton avait *26.476 habitants*, il en possède encore *19.682*, soit une diminution de *6.794* seulement. Il a perdu relativement peu d'habitants, car une véritable ville en planches s'est élevée sur les boulevards extérieurs et près de la verrerie.

Le 4e canton est devenu de beaucoup le plus peuplé, non pas qu'il n'ait pas beaucoup souffert lui aussi, mais de grands camps baraqués ont été établis en haut de l'Avenue de Laon et tout près du Pont de Saint-Brice, qui ont recueilli un grand nombre de réfugiés ou d'ouvriers.

Par toute la Ville il y a des ruines et des décombres. *30 rues* ont été complètement anéanties et sont encore privées d'habitant. *120 rues* ont été très abîmées, *toutes les autres* plus ou moins touchées.

Bien rares ont été les maisons qui, on ne sait par quel hasard, n'aient pas été endommagées.

Les *1er*, *2e*, *et 3e* cantons ont une portion centrale qui était délimitée, il y a 50 ans encore, par les anciens remparts, et une partie périphérique qui s'est étendue fortement depuis 1871 et qui a pris une extension considérable, surtout depuis la fin de la Grande Guerre, puisque le centre de la Ville se trouvait en grande partie détruite et encore occupé par les ruines.

Le 4e canton, le dernier venu, est complètement périphérique.

CANTONS	PARTIES CENTRALES			PARTIES PÉRIPHÉRIQUES			TOTAL DES PERTES
	1911	1921	PERTES	1911	1921	PERTES	PERTES
1er Canton	14.133	4.951	9.182	9.534	7.704	1.830	11.012
2e Canton	12.550	3.652	8.898	23.526	15.860	7.666	16.564
3e Canton	9.474	3.522	5.652	17.302	16.160	1.142	6.794
	35.857	12.125	23.732	50.362	39 724	10.638	34.370
4e Canton	»	»	»	28.529	24 366	4.163	4.163
	35.857	12.425	23.732	78.891	64.090	14.801	38 533

A) PARTIES CENTRALES :

1er canton. — *La partie centrale* de ce canton est la portion de la Ville qui a beaucoup le plus souffert puisqu'elle a été détruite d'une façon systématique par les nombreux incendies dus aux obus allemands durant toute la guerre et surtout en Avril et Mai 1918.

9 rues ont été complètement anéanties et n'ont plus d'habitants (6 Mars 1921) : Rues de Charleville, Colbert, du Couchant, Cour Morceau, rues de l'Ecrevisse, de Pouilly, Trudaine, Impasse Saint-Pierre, Passage des Variétés.

32 rues ont été presque en totalité détruites : Rues du Cadran Saint-Pierre, Carnot, du Carrouge, des Chapelains, de la Clé, du Clou dans le fer, des Consuls, des Elus, de l'Etape, Henri IV, Henri Delacroix, Irénée Lelièvre, de la Salle, Place des Marchés, rue de Mars, Place du Palais de Justice, rues du Petit-Four, de la Renfermerie, Place Royale, rues des Salins, de Soissons, de Talleyrand, des Telliers, Thiers, de la Tirelire, etc...

En somme, la partie centrale de ce canton, 3 ans après l'armistice, ne compte plus que *4.951* habitants au lieu de *14.133*, soit une perte de *9.182* habitants.

2e canton. — La *partie centrale* de ce canton, celle *autour de la Cathédrale*, a aussi singulièrement souffert ; *17 rues ont disparu :* rue Bertin, Impasse Belle-Tour, rues du Cardinal-de-Lorraine, de la Fleur-de-Lys, de la Gabelle, de la Grue, de l'Isle, de Nanteuil, du Préau, de Robert-de-Coucy, place Saint-André, rues Saint-Crépin, Saint-Pierre-les-Dames, Saint-Yon, du Trésor, Trois-Raisinets, Tronçon-Ducoudray : *48 rues* ont été presque complètement détruites : Cour Chapitre, rues du Cloître, des Cordeliers, Cotta, de l'Echauderie, de l'Ecu, Esplanade-Cérès, rues des Filles-Dieu, des Fusilliers, Jacquart, du Levant, Linguet, de Luxembourg, Macon, du Marc, Montoison, Notre-Dame-de-l'Epine, place du Parvis, rues Pluche, de la Prison, Rainssant, Rogier, de Sedan, Saint-Symphorien, de Tambour, du Temple, de l'Université, etc...

Cette partie centrale du 2e canton, qui renfermait il y a 10 ans, *12.550 habitants*, n'en contient plus que *3.652*, soit une perte de *8.898*.

3e canton. — *Toute la partie entourant la vénérable Basilique Saint-Remi a été détruite avec sauvagerie.* Le Boulevard et

Population comparée par groupes de 5 ans d'âge
— entre 1911 et 1921. —

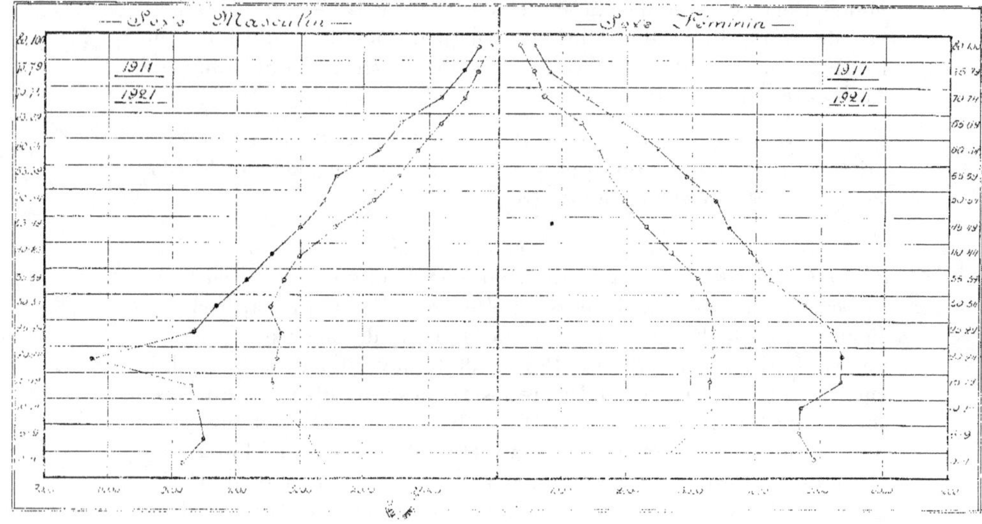

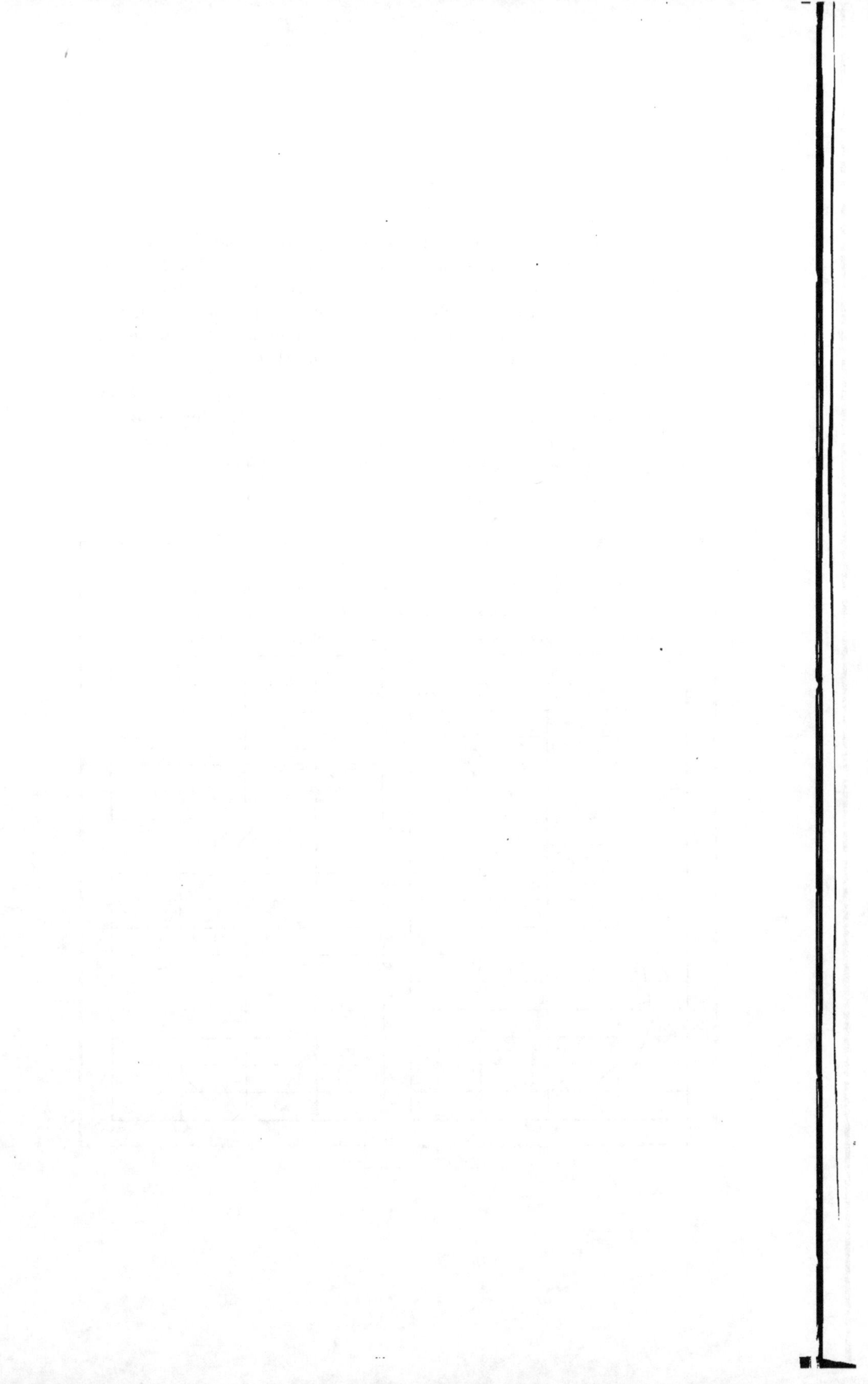

la rue Dieu-Lumière, rue des Martyrs, ont disparu. Les rues Féry, Montlaurent, Pasteur, Pistolet, Réservoir, des Salines, Saint-Bernard, Saint-Jean, Saint-Julien, Saint-Nicaise, Saint-Remi, Saint-Just, Saint-Thimothée, Sainte-Balsamie, ont été affreusement maltraitées ; ainsi qu'une grande partie des rue Gambetta, de Venise, du Barbâtre et boulevard Victor-Hugo

La partie centrale de ces 3 cantons a vu sa population *tomber* de *35.857* à *12.125*, soit une perte de *32.732* alors que les portions périphériques des sus-dits cantons, d'ailleurs toujours plus peuplés que le centre, n'ont perdu que *10.638*.

En somme les pertes pour les parties centrales de la ville

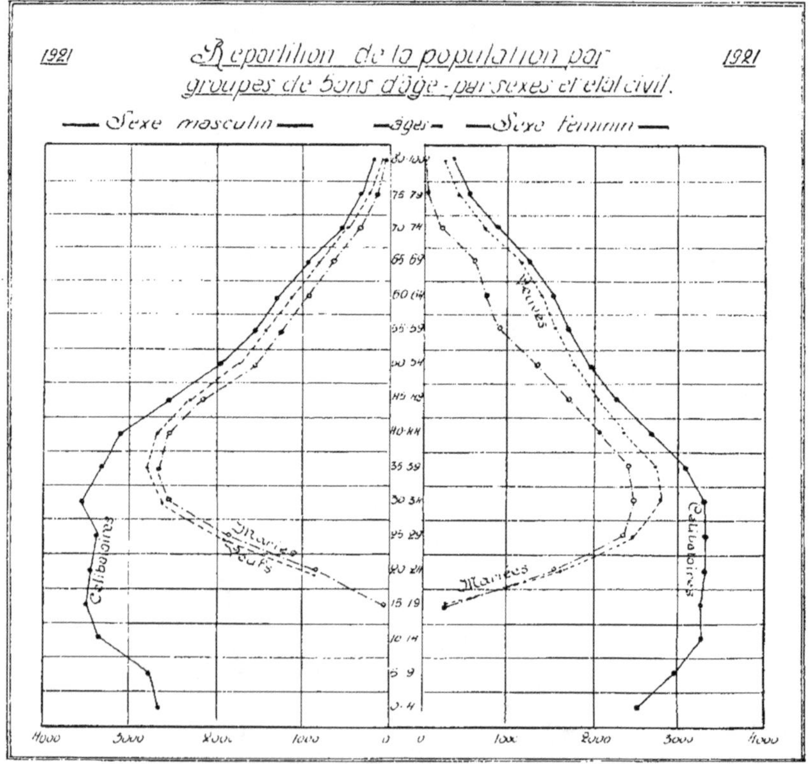

Recensement 6 mars 1921

représentent *62 °/° des pertes totales* et celles des *parties périphériques 33 °/°* seulement.

B) PARTIES PERIPHÉRIQUES :

Des faubourgs, c'est *celui du Faubourg Cérès* qui a été le plus démoli, à cause de la proximité des tranchées allemandes. Il a perdu plus de *7.000 habitants*.

6° FAMILLES :

A) *Durée du mariage et nombre d'enfants légitimes vivants par familles.*

Nous comptons actuellement à Reims *24.836* familles dont :

18.430 de gens mariés
1.292 de veufs
4.422 de veuves
692 de divorcés

En 1911 le nombre des familles s'élevait à *34.564*, soit une diminution actuelle de *9.728*.

Des 18.430 familles de mariés.	*2.669*	ont de	*0 à 2 ans*	de mariage.
	1.154	»	*3 à 5 ans*	»
	2.471	»	*6 à 10 ans*	»
	2.770	»	*11 à 15 ans*	»
	2.406	»	*16 à 20 ans*	»
	2.083	»	*21 à 25 ans*	»
	3.934	»	*25 à 50 ans*	»
	126	»	*50 ans et au-delà.*	
	817	»	*de durée inconnue.*	

B) *Nombre d'enfants légitimes vivants :*

De nos *24.836 familles* actuelles :

5.396	n'ont pas d'enfants.					
7.184	ont	1 enfant	soit	7.184	enfants	légitimes.
5.032	ont	2 »	»	10.064	»	»
2.661	ont	3 »	»	7.983	»	»
1.474	ont	4 »	»	5.896	»	»
849	ont	5 »	»	4.245	»	»
502	ont	6 »	»	3.012	»	»
258	ont	7 »	»	1.806	»	»
163	ont	8 »	»	1.304	»	»
93	ont	9 »	»	837	»	»
48	ont	10 »	»	480	»	»
8	ont	11 »	»	88	»	»
7	ont	12 »	»	84	»	»
3	ont	13 »	»	39	»	»
23.678	familles avec .	.		43.022	enfants	légitimes.
1.158	»	sans indication du nombre d'enfants.				

POPULATION de FAIT

Répartition de la population de la Ville par Cantons

	1er CANTON			2e CANTON			3e CANTON			4e CANTON			TOTAL GÉNÉRAL		
	M.	F.	T.	M.	F.	T.	M.	F.	T.	M.	F.	T.	M.	F.	T.G.
De 0 à 1 an...	99	107	206	205	206	411	244	216	460	324	297	621	872	826	1.698
1 à 2 ans...	81	55	136	124	123	247	141	135	276	192	159	351	538	472	1.010
2 à 3 » ...	39	46	85	110	111	221	120	129	249	164	144	308	433	430	863
3 à 4 » ...	45	47	92	88	90	178	111	126	237	145	161	306	389	424	813
4 à 5 » ...	44	34	78	85	104	189	116	91	207	142	127	269	387	356	743
Total de 0 à 4 ans accomplis.....	308	289	597	612	634	1.246	732	697	1.429	967	888	1.855	2.619	2.568	5.187
De 5 à 6 ans...	44	60	104	100	78	178	105	108	213	157	132	289	386	378	764
6 à 7 » ...	75	64	139	142	186	328	160	171	331	209	205	414	586	626	1.212
7 à 8 » ...	111	88	199	178	147	325	168	174	342	227	233	460	684	642	1.326
8 à 9 » ...	83	82	165	149	173	322	161	175	336	210	216	426	603	646	1.249
9 à 10 » ...	84	93	174	150	139	289	176	148	324	213	232	445	620	612	1.232
Total de 5 à 9 ans accomplis	394	387	781	719	723	1.442	770	776	1.546	996	1.018	2.014	2.879	2.904	5.783
De 10 à 11 ans...	86	98	184	166	141	307	174	175	349	219	226	445	645	640	1.285
11 à 12 » ...	74	84	158	159	163	322	195	155	350	207	218	425	635	620	1.255
12 à 13 » ...	96	100	196	193	140	333	192	187	379	196	242	438	677	669	1.346
13 à 14 » ...	125	104	229	172	167	339	187	146	333	213	253	466	697	670	1.367
14 à 15 » ...	108	88	196	177	101	278	187	162	349	217	208	425	689	559	1.248
Total de 10 à 14 ans accomplis	489	474	963	867	712	1.579	935	825	1.760	1.052	1.147	2.199	3.343	3.158	6.501
De 15 à 16 ans...	107	97	204	170	240	410	179	158	337	152	233	385	608	728	1.336
16 à 17 » ...	108	108	216	182	144	326	186	174	360	228	198	426	704	624	1.328
17 à 18 » ...	87	120	207	200	157	357	186	172	358	210	202	412	683	651	1.334
18 à 19 » ...	127	123	250	184	140	324	192	151	343	243	188	431	746	602	1.348
19 à 20 » ...	125	103	228	107	94	201	207	151	358	264	187	451	703	535	1.238
Total de 15 à 19 ans accomplis	554	551	1.105	843	775	1.618	950	806	1.756	1.097	1.008	2.105	3.444	3.150	6.594
De 20 à 21 ans ...	78	119	197	181	205	386	109	137	246	245	206	451	603	667	1.280
21 à 22 » ...	78	144	222	85	150	235	76	161	237	263	178	441	502	633	1.135
22 à 23 » ...	98	101	199	104	133	237	181	164	345	265	193	458	648	591	1.239
23 à 24 » ...	130	100	230	133	169	302	188	141	329	266	186	452	727	596	1.313
24 à 25 » ...	161	135	296	306	186	492	200	162	362	280	216	496	957	689	1.646
Total de 20 à 24 ans accomplis..	545	599	1.144	809	843	1.652	754	765	1.519	1.319	979	2.298	3.427	3.186	6.613
De 25 à 29 ans...	723	586	1.309	926	952	1.878	814	801	1.615	963	919	1.882	3.406	3.278	6.684
30 à 34 » ...	597	562	1.159	943	866	1.809	934	771	1.705	1.121	1.024	2.145	3.595	3.223	6.818
35 à 39 » ...	512	570	1.082	844	837	1.681	804	673	1.477	1.152	988	2.140	3.312	3.068	6.380
40 à 44 »	538	403	941	777	657	1.434	727	609	1.336	1.059	947	2.006	3.101	2.616	5.717
45 à 49	452	455	907	642	555	1.197	587	525	1.112	893	741	1.634	2.574	2.276	4.830
50 à 54 »	310	531	841	519	491	1.010	442	463	905	584	583	1.167	1.945	1.968	3.913
55 à 59 »	237	312	549	286	375	761	423	466	889	474	515	989	1.520	1.668	3.188
60 à 64 » ...	210	293	503	343	388	731	361	427	788	360	457	817	1.274	1.565	2.839
65 à 69 » ...	152	212	365	229	302	531	282	380	662	252	333	585	915	1.227	2.172
70 à 74 » ...	102	132	234	143	180	323	182	201	473	146	230	376	573	833	1.406
75 à 79 » ...	52	95	147	82	105	187	136	237	373	83	150	293	353	557	940
80 à 84 » ...	20	51	71	20	52	72	46	107	153	22	52	74	108	262	370
85 à 89 » ...	6	10	16	2	13	15	14	32	46	5	9	14	27	64	91
90 à 94 » ...	11	10	21		3	3	1	3	4	1	1	2	13	17	30
95 à 99 » ...										1		1	1		1
100 et plus âges inconnus.	8	6	14	17	8	25	12	14	26	31	11	42	68	39	107
Total de 25 ans et au-dessus......	4.020	4.128	8.148	5.903	5.784	11.687	5.765	5.799	11.564	7.127	6.950	14.077	22.815	22.661	45.476
Total général.....	6.310	6.428	12.738	9.753	9.471	19.224	9.906	9.668	19.574	12.558	11.990	24.548	38.527	37.557	76.084

Nous n'avons pas de famille de plus de 13 enfants légitimes vivants.

Donc les 23.678 familles, qui ont donné des indications complètes, ont *43.022* enfants, *soit dans l'ensemble moins de 2 enfants par familles, exactement 1.8*. En 1911, la moyenne était de *2.01*, ce qui était une proportion déjà bien faible, à peine suffisante, pour assurer la continuité de la race, mais incapable de l'accroître.

Les terribles années de la guerre ont été pour beaucoup dans cette nouvelle diminution d'une natalité déjà faible ; nous pouvons espérer que, comme conséquence de tout cataclysme, notre natalité va s'améliorer un peu.

C) *Nombre de Familles par nombre d'enfants et par cantons.*

	SANS ENFANT	1 ENFANT	2 ENFANTS	3 ENFANTS	4 ENFANTS	5 EN-FANTS	6 EN-FANTS	7 et PLUS	Nombre d'enfants inconnus	TOTAL DES Familles
1er Canton . . .	1.034	1.404	923	508	238	128	67	60	227	4.589
2e Canton . . .	1.274	1.826	1.312	639	369	217	112	138	325	6.233
3e Canton . . .	1.558	1.750	1 236	645	369	243	158	185	267	6 411
4e Canton . .	1.530	2.204	1.561	849	498	261	165	197	339	7 603
TOTAUX . . .	5.396	7.184	5.032	2 661	1.474	849	502	580	1.158	24.836

Ne tenant compte que des familles *où le nombre d'enfants légitimes vivants est indiqué, nous avons :*

1er Canton : 4.362 familles avec . . . . . . 7.242 enfants.
2e Canton : 5.988 » . . . . . . 10.760 »
3e Canton : 6.146 » . . . . . . 11.298 »
4e Canton : 7.264 » . . . . . . 13.722 »

soit pour 100 familles :

1er Canton : *165* enfants légitimes au lieu de 183 en 1911.
2e Canton : *182* » » de 199 »
3e Canton : *183* » » de 223 »
4e Canton : *189* » » de 202 »

D) *Familles faibles et familles fortes.*

Il est utile de rechercher le nombre des familles ayant de nombreux enfants ; nous regarderons comme familles fortes celles qui ont au moins 4 enfants. Sur nos *23.678* familles, nous n'en trouvons que *3.405 de nombreuses*, soit seulement *14* %.

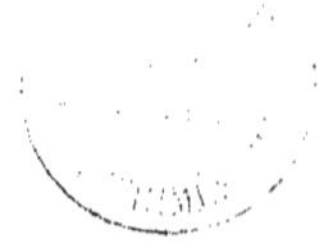

Cette faible proportion est certainement une conséquence de la guerre : *en 1911*, le pourcentage était de *16.8* %.

Les familles fortes sont *6 fois moins nombreuses* que les *familles faibles*, c'est *dans le 1er canton* où existent le *moins de familles fortes*, et dans le *4e canton où il y en a le plus*.

	NOMBRE DE FAMILLES		PROPORTION POUR 100 FAMILLES VILLE ENTIÈRE					
			1921			1911		
	DE 0 A TROIS ENFANTS	DE QUATRE ENFANTS ET PLUS	FA-MILLES FAIBLES	FA-MILLES FORTES	TOTAL	FA-MILLES FAIBLES	FA-MILLES FORTES	TOTAL
1er Canton .	3.869	493	16.1	2.6	18.7	18.6	2.9	21.5
2e Canton .	5.071	836	21.4	3.5	24.9	25.7	5.1	30.8
3e Canton .	5.189	955	22.1	3.7	25.8	17.7	4.6	22.3
4e Canton .	6.144	1.121	26	4.6	30.6	21.2	4.2	25.4
Ville entière.	20.273	3.405	85.6	14.4	100.0	83.2	16.8	100.0

La natalité est très faible dans le 1er canton. Elle est plus satisfaisante dans les 2e et 4e, et devient élevée dans le 4e. Par comparaison avec 1911 il y a une inversion entre le 2e canton et le 4e. Conséquence naturelle de la diminution considérable de la population dans l'un et de l'augmentation dans l'autre.

7° Maisons et Logements :

La population municipale de *1911* (*106.244* habitants) logeait dans : *443 rues.*

10.884 maisons.

35.340 logements comprenant 35.498 ménages.

Notre population *actuelle* (*74.763 habitants*) loge dans :

460 rues dont *38 rues nouvelles.*

10.457 habitations comprenant *8.441 maisons.*

2.016 baraquements.

Les *38 rues nouvelles*, remplaçant en partie les *30 anciennes* démolies, se trouvent toutes dans le faubourg de Laon et surtout dans le Faubourg Cérès, constituant de nouvelles agglomérations dont quelques-unes ont reçu des appellations pittoresques « Le Maroc, le Village jaune, et la Tunisie la plus importante de toutes ». De plus il existe un grand nombre de tronçons de rue, non encore dénommées, surtout entre la rue Ledru-Rollin et le lieudit « Moza ».

Les 10.500 habitations sont : ou *des maisons plus ou moins mal réparées ou des baraquements*, la plupart en planches et provisoires, un certain nombre en matériaux durs, briques ou ciment, dits semi-provisoires.

Les maisons complètement refaites sont encore rares, bien que depuis un an surtout, les différents services des Régions Libérées ou des Associations libres, aient beaucoup travaillé.

Malgré tout, *les logements sont encore très insuffisants*, et il est très difficile aux nouveaux venus de pouvoir se loger.

L'*extension dans les faubourgs* s'est étendue comme une tache d'huile : les rues nouvelles, les nouvelles maisons, les baraquements ont poussé comme des champignons, un peu au hasard, sans souci ni des conditions de voierie, ni des notions d'hygiène.

Ces rues et ces constructions nouvelles constituent et resteront pendant longtemps, par leur éloignement et leur formation défectueuse, une charge et un souci énormes pour la Ville, au point de vue de la Voierie : de l'écoulement des eaux, de pluie et de ménages : et de l'apport de l'eau potable.

Mais une nécessité a exigé, devant l'afflux de la population rémoise et étrangère depuis 1919, le développement rapide et un peu désordonné de ces rues champignons.

Des 2.000 baraquements, qui donnent un aspect particulier à notre Ville, *les uns* à destination de commerce ou de particuliers occupent souvent, dans le centre de la Ville, une partie du sol déblayé d'une maison détruite. Ils sont en général bien compris, un rez-de-chaussée seul ou à un étage avec 3 ou 4 chambres. *Les autres*, à usage des ouvriers et des anciens habitants sans asile, élevés le plus souvent par le Ministère des R. L., sont beaucoup plus vastes, avec rez-de-chaussée seul, renfermant 6 à 8 logements de 3 ou 4 pièces : ils sont rassemblés sur différents points des faubourgs et des Boulevards extérieurs, en de *véritables camps*, dont certain très populeux, baraquements uniquement construits en planches, bien aérés, largement espacés, mais peu confortables, et surtout dans des conditions de voierie insuffisantes. (1)

Ces baraquements ne sont que provisoires, mais dureront encore plusieurs années, avant que les cités anciennes ne soient refaites ou que de nouvelles cités en ciment, élevées par des Sociétés Philanthropiques, avec le concours financier de la Ville, en particulier « Le Foyer Rémois » ne soient prêtes ; ces futures cités sont en principe destinées aux familles nombreuses.

Répartition des logements et des habitants par maisons et baraquements.

	HABITATIONS			LOGEMENTS			HABITANTS		
	MAISONS	BARAQUES	TOTAL	EN MAISONS	EN BARAQUES	TOTAL	EN MAISONS	EN BARAQUES	TOTAL
1er Canton .	1.487	281	1.768	3.664	329	3.993	11.386	1.027	12.413
2e Canton .	2.409	615	3.024	5 240	830	6.070	16 330	2.865	19 195
3e Canton .	1.957	423	2.380	5.544	733	6.277	15.895	3.050	18.945
4e Canton .	2.588	697	3.285	6.518	1.277	7.795	18.861	5.349	24 210
TOTAL . .	8.441	2.016 (2)	10.457	20.966	3.169 (3)	24.135	65 472	12 291 (4)	74.76

Les baraquements représentent les *19.5 °/° des habitations.*

Les logements en baraquements représentent *les 13 °/° des logements totaux.*

Le nombre des habitants logeant *en baraques* représente les *16.4 °/° de la population municipale.*

Quant à la population comptée à part (1.882 habitants) elle habite une quinzaine d'établissements. Deux casernes, 4 hospices, 2 Séminaires, 2 Couvents, 2 Lycées, 1 Collège, 1 Ecole Professionnelle, plusieurs institutions, etc....

---

(1) *Les camps baraqués*, avec leurs 607 baraquements, leurs 1.887 logements, renferment 6.790 habitants. Les principaux sont :

2e *Canton :*	Baraq. *du Chalet* . . .	624 H.	5e *Canton :* Baraq. *Av. St-Pol* . . 143 H.
	» *Boul. Pommery.*	417 H.	» *Rue Su aine.* . 282 H.
3e *Canton :*	» *Boul. Vasnier* .	46 H.	4e *Canton :* » *Nouveau Port* . 1.876 H.
	» *Boul. Diancourt.*	815 H.	» *Laon, Courcy* . 761 H.
	» *Parc des Sports.*	174 H	» *Cité du Dépôt* . 819 H.
	» *Verrerie* . . .	240 H.	» *Poteau Rouge* . 321 H.

(2) Dont *607* groupés dans les camps baraqués.

(3) Dont *1.887* logements dans ces susdits camps.

(4) Dont *6.790* habitants dans les camps.

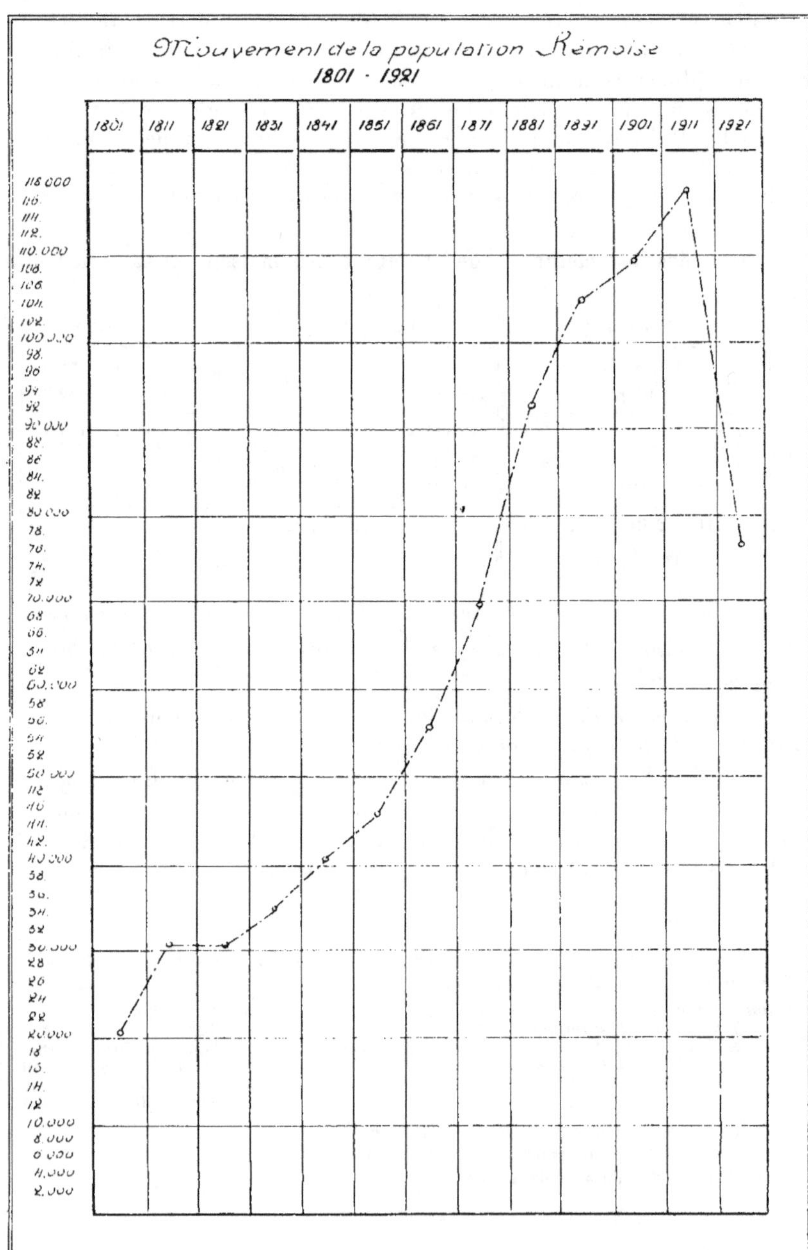
Mouvement de la population Rémoise
1801 - 1921
1801
1811
1821
1831
1841
1851
1861
1871
1881
1891
1901
1911
1921
118.000
110.000
100.000
90.000
80.000
70.000
60.000
50.000
40.000
30.000
20.000
10.000
8.000
6.000
4.000
2.000

Depuis le mois de Mars, date du Recensement, beaucoup des baraques provisoires à usage de commerce ou de particuliers aisés, tendent à faire place à des maisons neuves. La réfection de ces maisons serait bien plus rapide si les propriétaires n'étaient pas constamment arrêtés par le manque d'argent, et l'insuffisance des sommes allouées par l'Etat, au Crédit des dommages de guerre.

8° Ménages par Nombre d'Habitants :

Il n'y a aucun rapport entre le *nombre des familles*, représentées par un Chef, mais dont les différents membres sont souvent dispersés, *et celui des ménages*. Composés de gens habitant Reims, *célibataires et mariés, nos 24.135 ménages se décomposent ainsi :*

4.023 d'une seule personne.
6.839 de 2 personnes.
5.436 de 3 personnes.
3.484 de 4 personnes.
2.065 de 5 personnes.
1.077 de 6 personnes.
1.211 de 7 personnes.

Ce sont toujours les ménages de 2 personnes qui sont les plus fréquents puis *ceux de 3 personnes.* Les ménages composés d'*une seule* personne sont moins nombreux. Viennent ensuite les ménages de *4 personnes*. Puis, à longue distance *ceux composés d'un nombre supérieur d'habitants.*

Dans les conditions actuelles, il est impossible et inutile de chercher à connaitre la densité des habitants par le *nombre de pièces habitées*. Ce que nous savons, c'est que par le fait même d'une population réduite sur une surface plus grande, l'espace ne manque pas aux gens. En dehors des quelques maisons du centre, il n'y a pas de surpeuplement. Et de fait, pendant toute la durée de la guerre et depuis, *l'état sanitaire de la Ville de Reims a été excellent*, et la mortalité est moindre qu'avant 1914.

9° Recensement Professionnel :

Les renseignements donnés par le recensement ne sont qu'approximatifs, de nombreuses personnes peuvent exercer plusieurs professions à la fois et successivement ; ils sont le résultat du dépouillement des feuilles individuelles :

En 1911 nous comptions 54.427 travailleurs, *33.616 hommes, 20.811 femmes.*

En 1921 nous comptons 39.394 travailleurs, *27.952 hommes, 11 442 femmes.*

VILLE DE REIMS

RECENSEMENT 1921

Dénombrement par Profession. - Récapitulation

	PATRONS		EMPLOYÉS		OUVRIERS		DOMESTIQUES		TOTAUX		1921	1911
	MASCULIN	FÉMININ	MASCULIN	FÉMININ	MASCULIN	FÉMININ	MASCULIN	FÉMININ	MASCULIN	FÉMININ	TOTAL GÉNÉRAL	TOTAL GÉNÉRAL
A / INDUSTRIE												
Textile, Fils et Tissus	34	1	34	17	330	663		3	618	684	1.302	9 786
Automobile, Machines, Outils	297	9	20	7	1.931	70	3	7	2.251	93	2.344	2.572
Industrie du Cuir	143	5	4	1	90	4		1	237	11	248	473
— du Bois	241	9	20	2	1 202	7	1	1	1.454	19	1.473	1 633
— Céramique (Verrerie)	6		22	4	643	33		2	671	39	710	1.016
Produits chimiques	20	5	24	3	33	20	1	4	78	32	110	308
Industrie du Bâtiment	548	8	242	27	7.607	84	8	25	8.405	145	8 550	2.263
de l'Éclairage	33		18	1	356				407	1	408	417
— de l'Ameublement	63	16	5	2	101	23			171	41	212	322
— de l'Habillement	87	155	29	24	48	1.520			164	1.699	1 863	7 807
— de l'Alimentation	265	136	191	66	1.676	657	11	33	2.143	892	3.035	6.030
— Librairie, Imprimerie	16	21	26	36	228	148		1	300	206	506	1.531
de Luxe	38	20	4	8	23	84		1	65	113	178	220
Total	1.793	385	650	198	14.368	3.314	24	78	16.944	3.975	20.919	35.389
B / COMMERCE												
Banque et Comptables	9		582	160				2	591	162	753	319
Négociants en gros et Représentants	174	20	228	25	76	6	1	10	479	61	540	2.539
Alimentation	328	375	344	220	449	107	5	21	1.126	723	1 849	2.625
Hôteliers et Cafetiers	365	269	123	82	42	276	22	61	552	688	1 240	1.313
Ameublement	31	27	6	7	7	28		2	44	64	108	103
Habillement	35	78	26	47	8	71			69	196	265	829
Divers commerçants	315	146	306	243	798	1.506	1	9	1.420	1.904	3.324	573
Total	1 257	915	1.615	784	1.580	1.994	29	105	4.281	3.798	8.079	8 351
C / Agriculture, Jardin, Vigner.	144	62	1	4	213	62	16	7	374	135	509	754
D / Industrie des Transports	146	8	1.341	67	1.939	7	5	3	3.431	85	3.516	3.337
E / Force Publique	85		148	1	2				235	1	236	381
F / Administr., Etat-Munic.	22	3	827	245	330	38	5	32	1.184	318	1.502	1 121
G / Professions Libérales	500	414	529	190	28	12	24	51	1.081	667	1.748	2 764
H / Divers	65	99	246	499	85	1.484	26	381	422	2.463	2.885	3.110
Total	962	586	3.092	1.006	2.597	1.603	76	474	6.727	3.669	10.396	11.676
Total Général des Professions	4.012	1.886	5.366	1.988	18.545	6.911	129	657	27.952	11.442	39.394	54.427

Alors que la *population totale de 1921* représente les *66* °/° *de celle de 1911*, le nombre *des travailleurs de 1921* représente les *72* °/° *de celle de 1911.*

	1911	1921
	—	—
La proportion des *travailleurs*, à la population *totale* est de :	*47* °/°	*51* °/°
» » » *Hommes*, » *masculine* » :	*60* °/°	*72* °/°
» » » *Femmes*, » *féminine* » :	*35* °/°	*30* °/°

Si nous retranchons la population *enfant de 0 à 15 ans*, nous avons le pourcentage suivant :

	1911	1921
	—	—
Travailleurs *2 sexes* . . . . :	*62.5* °/°	*69* °/°
» *Hommes* . . . . :	*84* °/°	*98* °/°
» *Femmes*. . . . . :	*46* °/°	*40* °/°

Le dernier recensement nous indique donc une proportion de travailleurs *plus grande encore qu'il y a dix ans*, ce qui cadre bien avec les nécessités actuelles de reconstruction de la Ville.

CHOMEURS. — **Parmi ces travailleurs, il y en** avait le 6 Mars :

2.344 en chômage (1795 H. 549 F.)

Notre population *de travailleurs se répartit ainsi :*

	1911			1921			DIMINUTION EN 1921
	M.	F.	TOTAL	M.	F.	TOTAL	
Patrons (1)..	5.486	3 793	9.279	4.012	1.886	5 898	3.381
Employés...	6 148	1.640	7.788	5.366	1.988	7.354	434
Ouvriers ...	21.146	12.161	33.307	18.445	6.911	25.356	7.951
Domestiques	836	3.217	4.053	129	657	786	3.267
TOTAUX..	33.616	20.811	54.427	27.952	11.442	39 394	15.033

Notre pourcentage professionnel est le suivant :

Patrons	*17* °/°	*15* °/°
Employés	*14.3* °/°	*18.6* °/°
Ouvriers	*61.2* °/°	*64.3* °/°
Domestiques.	*7.* °/°	*2* °/°

(1) La dénomination *de Patrons* ne comporte pas seulement les chefs d'industrie, mais tous ceux, grands ou petits, qui travaillent chez eux pour leur compte particulier. La séparation entre *Patrons et Ouvriers* est souvent fictive.

ainsi proportionnellement *moins de patrons*, *plus d'employés et d'ouvriers*, beaucoup *moins de domestiques* : telles sont les caractéristiques de notre situation actuelle.

PAR CATÉGORIE DE PROFESSIONS (*voir tableau n° 6*)

Ne pouvant ici passer en revue tous *les corps de métiers*, nous rassemblons les *travailleurs par grands groupes* :

En 1911 l'Industrie occupait *34 389* individus : *20.965 hommes*, *13.325 femmes*.
En 1921 » occupe *20 919* » : *16 944* » *3.975* »
l'Industrie a faibli.

On remarquera combien le nombre de *femmes occupées dans l'industrie a faibli.*

En 1911 le Commerce occupait *8.361* individus : *5 291 hommes*, *3.070 femmes*.
En 1921 » occupe *8.079* » : *4.281* » *3.798* »

Le nombre des individus *vivant du Commerce* serait presque *égal à celui d'il y a dix ans*, le nombre *des femmes* y serait même *supérieur*.

En 1911 les autres professions occupaient *11.727* individus : *7.410 h.*, *4.317 f.*
En 1921 » » occupent *10.396* » : *6.727 h.*, *3.669 f.*

Des deux industries, principales richesses de la Ville, la *laine et le champagne*, la première a terriblement souffert.

L'industrie et le Commerce lainiers qui occupaient il y a dix ans le plus grand nombre d'ouvriers, ont fortement périclité par le fait de la guerre. Les Allemands, qui connaissaient admirablement la topographie de notre ville, ont fait tous leurs efforts pour détruire les usines et fabriques, et y ont réussi. Pendant les hostilités, de nombreux fabricants ont pu enlever une partie de leur matériel pour s'installer dans l'Ouest ou le Sud-Ouest de la France et la plupart ne sont pas encore revenus. *Aussi l'Industrie et le Commerce de la Laine* ont-ils vu le nombre de *leurs travailleurs* tomber de *12.000* à moins de *2.000*. Mais ce n'est là qu'une situation transitoire : déjà plusieurs grandes filatures et tissages se sont rouverts : un peignage central est en train de se construire. Malgré tout, l'*industrie lainière*, qui était déjà bien avant la guerre fortement concurrencée par les Villes du Nord, aura beaucoup de mal à panser ses cruelles blessures.

L'industrie du Champagne a été moins éprouvée. Les profondes caves des grandes maisons, qui ont servi pendant si longtemps d'asile aux soldats revenant des tranchées, n'ont pu être détruites par les obus ennemis : de grandes quantités de vins ont pu y être conservées, et cette industrie nationale retrouverait son superbe essor, si elle n'était pour le moment fortement entravée par le marasme des affaires et par la quasi-prohibition de nombreux marchés étrangers. Elle n'occupe aujourd'hui que *2.200* personnes au lieu de *3.150* avant la guerre.

L'industrie locale de la Verrerie est en grande diminution : 710 ouvriers au lieu de 1.016 : depuis le mois de Mars, elle a dû cesser presque tout travail, comme conséquence de la stagnation du commerce de champagne.

Le négoce en gros a été fortement éprouvé et nous ne trouvons que *540* négociants en gros ou représentants au lieu de *2.600*.

Par contre l'industrie du bâtiment a pris un développement considérable dû aux circonstances actuelles ; *8.850 personnes y sont attachées* au lieu de *2.265*. Nous y comptons *3.000 maçons, cimentiers, platriers, tailleurs de pierre ; 658 charpentiers ; 530 terrassiers ; 669 couvreurs et plombiers ; 643 peintres ; 2.261 manœuvres ; 289 employés aux travaux publics ; 199 métreur géomètres*.

L'industrie du Bois occupe *1.450 personnes* dont *1.015 menuisiers : 88 charrons : 131 tonneliers* ; etc.

La métallurgie et l'automobilisme ont un nombre d'ouvriers un peu supérieur à celui d'avant guerre : *2.572 au lieu de 2.344; 796 mécaniciens : 209 ajusteurs ; 97 chauffeurs de machines : 118 forgerons ; 445 serruriers ; 110 chaudronniers ; 92 mouleurs, fondeurs ; 228 fumistes*, etc....

L'industrie des Transports est aussi en voie d'augmentation, elle comprend *3.600 personnes dont : 1.858* occupées au *chemin de fer de l'Est, 149 aux tramways, 550 chauffeurs d'autos, 830 camionneurs ou charretiers*, etc.

Mais l'habillement et l'alimentation sont en forte baisse.

L'industrie et le Commerce d'habillement surtout, au lieu de *8.636 personnes* n'en occupe que *2.138*, dont *2.000 femmes*.

L'industrie et le commerce d'alimentation ont moins souffert, ils ont cependant perdu la moitié de leur personnel d'avant guerre. Parmi les *4.800* individus occupés dans cette branche, nous comptons *476 boulangers, pâtissiers, pains d'épi-*

ciers : 365 bouchers, charcutiers : 1.365 épiciers, 246 fabricants de vins, et *1.805 cavistes.*

Les personnes attachées aux Administrations soit de l'État, soit de la Ville, sont plus *nombreuses qu'il y a dix ans : 1.500 personnes au lieu de 1.120.*

Les représentants des professions libérales ont diminué de plus *d'un millier* de personnes.

Enfin parmi les professions diverses nous trouvons *400 dames sténo-dactylos : 487 femmes de ménages : 400 blanchisseuses, laveuses, repasseuses*, etc...

POPULATION SANS PROFESSIONS FIXES.

Déduction faite des 28.200 enfants de 0 à 15 ans, nous ne trouvons que *600 hommes non occupés* ; par contre, près de *17.000 femmes n'ont pas de profession fixe : 4.000 d'entre elles* se sont inscrites *comme ménagères.*

Les renseignements qui nous ont été donnés sont *trop incomplets* pour que nous ayons pu faire *le rattachement des travailleurs au domicile professionnel, celui du Patron.*

Nous donnons seulement la *répartition des travailleurs par domicile individuel :*

	1er CANTON	2e CANTON	3e CANTON	4e CANTON	VILLE ENTIÈRE
Patrons	924	1.033	897	1.188	4.012
Employés	1 288	1 240	938	1 900	5 366
Ouvriers	2 553	4 932	5.433	5 527	18 445
Domestiques	40	35	30	24	129
	4.805	7.210	7 298	8.639	27.952
Patronnes	462	455	484	485	1.886
Employées	534	514	365	575	1.988
Ouvrières	1.208	1.770	1.904	2 029	6.911
Domestiques	168	251	116	122	657
	2 372	2 990	2.869	3.211	11 442
Deux-Sexes	7.177	10.200	10 167	11.850	39.394

Les diverses leçons, que nous a données l'étude de cette large enquête qu'est un « recensement », nous apprennent d'une façon certaine que, si la population rémoise sort de la guerre fortement réduite, elle reste constituée d'éléments absolument normaux ; elle forme un ensemble sain et solide.

D'ailleurs depuis le 6 mars, le nombre d'individus a notablement augmenté ; un grand effort de reconstruction immobilière a été fait qui permettra la rentrée d'un plus grand nombre encore de nos concitoyens : les fabriques importantes se reconstruisent et doivent rouvrir l'année prochaine.

Il y a tout lieu de croire que, malgré les circonstances locales défectueuses, et une situation économique difficile, l'industrie Rémoise ira en s'améliorant assez rapidement et que dans quelques années notre héroïque Cité aura recouvré son importance d'autrefois.

Malgré l'aridité des chiffres et le peu de développement que nous avons pu consacrer aux considérations générales, nous espérons, Monsieur le Maire, que ce travail vous paraitra utile au point de vue documentaire, et intéressant surtout comme un lien démographique entre un passé brillant, un présent encore sombre et un futur meilleur.

Décembre 1921.

TABLE DES MATIÈRES

Imprimerie Spéciale de l'Agence

www.ingramcontent.com/pod-product-compliance
Lightning Source LLC
LaVergne TN
LVHW050453160826
845677LV00003B/760

* 9 7 8 2 3 2 9 6 1 6 3 0 8 *